AF377371

DE

LA CHÉLOÏDE

ET

DE SON TRAITEMENT

PAR

Léon DELPECH

Docteur en médecine de la Faculté de Paris.

———

PARIS

A. PARENT, IMPRIMEUR DE LA FACULTÉ DE MÉDECINE

A. DAVY, successeur

31, RUE MONSIEUR-LE-PRINCE, 31

1881

DE

LA CHÉLOÏDE

ET

DE SON TRAITEMENT

PAR

Léon DELPECH

Docteur en médecine de la Faculté de Paris.

PARIS

A. PARENT, IMPRIMEUR DE LA FACULTÉ DE MÉDECINE

A. DAVY, successeur

31, RUE MONSIEUR-LE-PRINCE, 31

1881

DE LA

CHÉLOÏDE

ET DE SON TRAITEMENT

INTRODUCTION.

L'histoire de la chéloïde qui ne date que du commencement du siècle a fait, avec les travaux parus à ce sujet, de rapides progrès, surtout au point de vue de la description symptomatique et de l'étiologie. Les auteurs restent partagés sur la question si intéressante du traitement. Ayant eu, dans le cours de nos études, l'occasion d'observer plusieurs cas de chéloïdes, nous avons eu l'idée de rechercher l'efficacité relative des divers modes thérapeutiques.

Nous diviserons notre sujet en deux parties. Dans la première, nous retracerons à grands traits l'étude de la chéloïde en général. Dans la seconde, nous passerons en revue les différents essais de traitement et nous essayerons de démontrer que, dans certains cas, l'intervention chirurgicale paraît avoir donné de bons résultats.

Nous remercions notre maître M. Pozzi de la bienveillance qu'il nous a témoignée et des bons conseils qu'il a bien voulu nous donner.

Nous ne saurions oublier nos amis Bazy, de Lapersonne ; en leur dédiant ce modeste travail, nous sommes heureux de leur donner un témoignage de notre estime et de notre reconnaissance.

PREMIÈRE PARTIE

HISTORIQUE.

Il nous semble inutile de faire un historique complet de la chéloïde; nous le trouvons, en effet, dans les traités classiques et surtout dans les articles de Bazin (Diction. encycl.) et du professeur Hardy (Diction. pratique). Nous nous contenterons de rappeler à grands traits l'histoire de la chéloïde, en insistant plus particulièrement sur les différents essais de traitement.

Inconnue des anciens qui la confondaient, peut-être, avec les dartres de la peau et même avec la lèpre, cette affection est signalée pour la première fois par Retz sous le nom bizarre de *Dartre de graisse* (1).

Alibert le premier, donna, de cette affection, une description exacte. En 1810, il la décrit sous le nom de *Cancroïde de la peau* (2). Plus tard, en 1832, (3) Alibert s'attachant surtout aux caractères physiques de la tumeur lui donne le nom de chéloïde ou *kéloïde*, de χηλη, pattes, ειδος, ressemblance. Il est inutile de faire remar-

(1) Retz. Traité des maladies de la peau et de celles de l'esprit, 1790.

(2) Alibert. Traité théorique et pratique des maladies de la peau, 1810.

(3) Alibert. Monographie des dermatoses, 1832.

quer que cette dénomination qui ne s'appuie que sur la morphologie de la tumeur est vicieuse. Dans quelques cas, sans doute, la tumeur présente des prolongements que l'on peut comparer à des membres de crustacés, mais c'est là une exception. Quoi qu'il en soit, le nom de chéloïde ou *kéloïde* lui a été définitivement consacré par l'usage.

En 1833 Hawkins étudie les tumeurs verruqueuses des cicatrices ; Gintrac se demande, avec raison, si ces tumeurs saignant au moindre contact sont de véritables chéloïdes et s'il ne faut pas plutôt les rattacher à ce que Follin (1) décrivait en 1849 sous le nom de *Végétations des cicatrices*.

Rayer (2) étudie, le premier, l'anatomie pathologique de l'affection, et bientôt les observations anatomiques deviennent plus nombreuses : elles sont dues principalement à Follin, Rokitansky, Lebert, enfin à Kaposi (3).

Parmi les travaux importants parus à ce sujet, nous citerons : Michon, dans son étude du cancer cutané (th. de concours, 1848), Lhonneur (th. de Paris, 1856), et des observations intéressantes de Letellier (4) et Velpeau (5).

C'est à Bazin (6) et au professeur Hardy que nous devons, de cette affection, une description magistrale.

Bazin dans son traité des affections cutanées, et dans son article du Dict. encycl. étudie la symptomatologie de

(1) Follin. Végétations des cicatrices. Gaz. des hôp., 1849.
(2) Rayer. Traité des maladies de la peau, t. II, p. 67.
(3) Hebra et Kaposi. Maladies de la peau, trad. Doyon, 1874.
(4) Letellier. Bull. de l'Acad. de médecine, 1846.
(5) Velpeau. Gaz. des hôp., 1845.
(6) Bazin. Leçons sur les affections cutanées, 1862, p. 364.

la chéloïde qu'il divise, au point de vue symptomatique, en chéloïde *blanche* et chéloïde *rouge*. Il insiste sur la division fondamentale, admise déjà par Alibert, en chéloïde *vraie* ou *spontanée* et chéloïde *fausse* ou *cicatricielle*. Il rattache la première à la diathèse fibro-plastique ; il montre, enfin, la fréquence des récidives, qui sont pour lui une preuve bien évidente de la manifestation diathésique.

M. le professeur Hardy (1) reprend cette étude, une première fois dans ses leçons sur les maladies de la peau et plus tard dans son article Kéloïde, du nouveau Dict. de méd. et de chir. pratique. Il pense que la division de chéloïde spontanée et cicatricielle doit être conservée, les caractères histologiques de la tumeur établissant suffisamment cette distinction. Il considère cette affection comme appartenant aux difformités de la peau, il la place à côté des éphélides, des icthyoses et des verrues.

Hébra insiste sur le caractère relativement bénin de la chéloïde et la considère comme une néoplasie accidentelle du tissu conjonctif et de la peau.

Parmi les auteurs qui ont particulièrement insisté sur les récidives fréquentes et sur la facilité de production des plaques chéloïdiennes chez les individus prédisposés, nous citerons : Legouest (3), Verneuil (4), Trélat (5), enfin une observation intéressante du docteur Ory (6), présentée à la Société anatomique. Un

(1) Hardy. Leçons sur les maladies de la peau, 1860.
(2) Hardy. Dictionn. de méd. et de chir. pratique.
(3) Legouest. Gaz. des hôp., 1858, p. 464.
(4) Verneuil. Gaz. des hôp., 1858, p. 475.
(5) Trélat. Leçons de clinique chirurgicale, 1875, p. 103.
(6) Ory. Bull. de la Soc. anat., 1875, p. 778.

grand nombre de chirurgiens ont tenté l'extirpation des plaques kéloïdiennes, quelquefois avec succès, le plus souvent sans résultat satisfaisant. Nous rappellerons quelques cas heureux. Alibert dans sa *Monographie des dermatoses* rapporte un cas de guérison. Dans sa *Thèse de concours*, Michon (1) fait l'histoire d'une malade qu'il a guérie après une seconde opération. Warren (2) a aussi opéré avec succès une kéloïde récidivée.

Quelques médecins allemands cités par Hébra ont pu réussir à faire disparaître une chéloïde, sans récidive ultérieure, à l'aide de la cautérisation (Hick), ou de l'excision (Schuh et Salzer).

DEFINITION. DIVISION.

DÉFINITION. — Les définitions que l'on a données de la chéloïde ne sont, en général, que des descriptions symptomatiques qui retracent les principaux caractères de cette affection. Malgré sa longueur, la définition de Bazin nous paraissant la plus complète, c'est celle que nous adopterons.

« Le mot chéloïde sert à désigner une forme particulière d'affection de la peau caractérisée par des productions irrégulières, compactes, dures, lisses, plus ou moins saillantes, comprenant toute l'épaisseur du derme, constituées surtout par du tissu fibro-plastique et ayant une grande tendance à se reproduire sur les points où elles se sont d'abord développées. »

(1) Michon. Du cancer cutané, th. de conc., 1848.
(2) Warren. Surgical obs. on tumours, 1856.

Division. — Depuis Alibert, presque tous les auteurs ont admis la division des chéloïdes en deux grandes classes : la chéloïde *vraie, spontanée,* ou de cause interne, et la chéloïde *fausse* ou cicatricielle. Il semblerait de prime abord que les auteurs qui ont accepté cette grande division accordent la même valeur aux mots de chéloïde *vraie* ou *spontanée* et de chéloïde *fausse* ou *cicatricielle.* En lisant attentivement leurs descriptions, il est facile de se convaincre du contraire.

Alibert et plus tard le professeur Hardy entendent par chéloïde vraie ou spontanée celle qui naît spontanément, sans avoir été précédée par une plaie ou une ulcération, et par chéloïde cicatricielle toute tumeur ou plaque chéloïdienne consécutive à une solution de continuité de la peau seule, ou de la peau et du tissu cellulaire sous-cutané. Cette explication nous paraît satisfaisante à tous les points de vue. Il est évident que ces auteurs n'ont pas voulu ranger dans les chéloïdes cicatricielles les tumeurs verruqueuses des cicatrices, ou les végétations des cicatrices, qui ne sauraient, en effet, constituer une véritable tumeur chéloïdienne.

Telle n'est pas l'opinion de Bazin qui, par chéloïde vraie ou spontanée, entend la chéloïde naissant d'emblée ou survenant à l'occasion d'une action locale accidentelle, brûlure, plaie, écorchure..., etc. Il décrit sous le nom de chéloïde *fausse* ou *cicatricielle* ce que Hawkins appelait les tumeurs verruqueuses des cicatrices et Follin les végétations des cicatrices. Comme on le voit, Bazin emploie mal à propos l'expression de chéloïde cicatricielle et l'affecte à une variété de lésion de la peau qui ne peut rentrer dans le cadre que nous avons dû nous tracer.

Nous nous occuperons dans notre travail de la chéloïde qui survient spontanément sans lésions préalables et de la kéloïde qui survient à l'occasion de brûlures, de blessures..., etc. A l'exemple de M. Hardy nous conserverons à cette dernière le nom de chéloïde cicatricielle. Nous ne confondrons pas dans les chéloïdes cicatricielles, les fausses chéloïdes de Bazin, dont nous n'aurons à nous occuper qu'au point de vue du diagnostic différentiel.

ETIOLOGIE.

Les conditions étiologiques qui président à l'éclosion des chéloïdes sont très obscures : nous nous croyons autorisé à entrer dans quelques détails sur les causes qui semblent déterminer leur formation. Les auteurs, en effet, sont loin d'être d'accord sur ce point important de l'histoire de la chéloïde.

Examinons d'abord les causes prédisposantes. *L'hérédité* pour un grand nombre d'auteurs serait une cause assez importante : il n'en existe cependant que quelques cas indiscutables, ce qui s'expliquerait par la difficulté que l'on éprouve à obtenir des malades des renseignements suffisants. Nous trouvons, dans Hebra, l'histoire d'une famille dont tous les membres étaient atteints de chéloïdes nombreuses. Au dire du même auteur qui s'appuie sur l'autorité de chirurgiens américains (Langlaard, Maury, de Philadelphie), la *race nègre* serait particulièrement prédisposée aux chéloïdes. Macpherson a souvent constaté chez des nègres des chéloïdes survenues sur des coutures de coups de fouet. En 1875 le professeur Trélat opérait un jeune nègre qui présentait une chéloïde du menton. Dans tous ces cas il existe une prédisposition évidente dont il serait nécessaire de rechercher la cause dans les diathèses (scrofule, diathèse fibro-plastique, diathèse cancéreuse). Nous discuterons leur valeur à propos de la pathogénie.

Si l'on en croit les auteurs, la chéloïde pourrait survenir à tout âge; mais, en relisant les observations, on peut se convaincre, que ces chéloïdes étaient presque toujours anciennes, que leur origine remontait quelquefois à vingt ou trente ans. D'autre part, on cite comme des faits exceptionnels des chéloïdes survenues chez des enfants en bas âge, trois, quatre, dix ans (obs. de Burnet, Gintrac, Cazenave, Gibert.) Dans nos observations il s'agit de jeunes gens. Nous pouvons donc conclure que la chéloïde est une affection de la jeunesse ou de l'âge adulte.

La question de sexe nous paraît bien moins importante. Les statistiques sont ici contradictoires. Alibert et Gintrac l'ont observée plus fréquemment chez la femme ; Rayer au contraire l'a observée plus souvent chez l'homme. Avec Bazin nous pouvons dire que si les femmes sont plus souvent citées, c'est qu'elles supportent plus impatiemment la difformité qui résulte de cette affection et que même sans phénomènes douloureux, elles viennent réclamer les secours de l'art.

CAUSES LOCALES. — Nous avons dit au début que la chéloïde pouvait survenir spontanément sans lésions de la peau, mais nous avons fait remarquer que c'était là un fait exceptionnel. On peut en effet constater facilement, grâce aux nombreuses observations rapportées par les auteurs, qu'il y a toujours ou presque toujours une cause occasionnelle, et que cette cause est ordinairement un traumatisme, souvent insignifiant, il est vrai, surtout pour les individus prédisposés. Les auteurs n'ont pas assez insisté sur la fréquence des chéloïdes sur les cicatrices de *brûlures*. L'observation que nous rapportons vient s'ajouter aux nombreux faits que nous avons recueillis.

A côté des brûlures nous placerons les plaies produites par l'application des vésicatoires de caustiques. Les cicatrices de scrofule sont assez souvent le point de départ de plaques chéloïdiennes. Il n'est pas jusqu'aux plus petites plaies chirurgicales qui ne puissent en être la cause occasionnelle. Enfin, chez des individus déjà porteurs de chéloïdes, les observateurs ont vu survenir de nouvelles manifestations sur des cicatrices de vaccin, sur la petite cicatrice résultant de piqûres des sangsues, sur de simples lésions de grattage (obs. d'Ory. Soc. anat., 1875).

PATHOGÉNIE. — L'étude des causes prédisposantes de la chéloïde, les cas dans lesquels l'hérédité semble jouer un rôle important, ont amené les auteurs à rattacher cette affection cutanée à un état diathésique. Ici, nous trouvons des divergences dans les opinions. Rayer et le professeur Hardy, tout en admettant l'influence indirecte de la scrofule, semblent croire qu'il n'y a là qu'une simple prédisposition, puisque dans un assez grand nombre de cas, la chéloïde spontanée survient chez des individus qui, ni dans leurs antécédents, ni dans leur santé actuelle ne peuvent être soupçonnés de vice scrofuleux. Cette opinion est adoptée par Lhonneur, qui sur dix cas n'a trouvé qu'une seule fois des antécédents scrofuleux.

Les malades cités par Gintrac sont tous vigoureux et bien portants.

S'appuyant sur ses observations, le professeur Hardy tend à admettre que la chéloïde appartient aux difformités simples de la peau. Il repousse donc toute idée de diathèse. Il place cette affection, comme nous l'avons déjà dit, à côté du vitiligo, des éphélides, des verrues.

Hébra range la chéloïde dans les néoplasies bénignes du tissu conjonctif. Il invoque en faveur de son opinion les caractères histologiques qui ne font reconnaître dans la structure de cette tumeur aucun des éléments des néoplasmes malins *cancer*, *sarcome*, enfin la possibilité de régression spontanée des plaques chéloïdiennes.

Plus nombreux sont les partisans d'une influence diathésique. Nous ne rappellerons que pour mémoire l'opinion d'Alibert, qui faisait de la chéloïde un véritable cancer et, par conséquent, une véritable tumeur maligne de la peau. Dans sa thèse de concours, Michon décrit cette affection avec le cancer cutané et lui consacre un chapitre spécial.

Bazin repousse l'idée d'une manifestation cancéreuse et, avec Broca, il fait remarquer que, contrairement au cancer, la chéloïde n'atteint jamais les ganglions lymphatiques, n'augmente pas constamment de volume et n'altère pas la santé générale. Il l'avait d'abord rattachée à la scrofule à cause de sa tendance à repulluler. La chéloïde n'était pour cet écrivain qu'une simple *scrofulide maligne*. Mais une observation plus attentive lui fit reconnaître que cette manifestation cutanée n'appartenait pas, en réalité, à l'évolution de la maladie constitutionnelle, « qu'elle s'y trouvait comme isolée et hors cadre, sans rapports ni place marquée, qu'en un mot elle obéissait à une autre impulsion et tirait d'une autre source sa raison d'être et son activité ».(Bazin.)

Avec son esprit généralisateur il ne pouvait admettre une affection locale, isolée. Il créa donc le nom de *diathèse fibro-plastique*, et réunit la chéloïde à la sclérodermie et aux tumeurs fibro-plastiques.

Dans sa grande classification, la diathèse fibro-plastique est elle-même une variété des maladies reconnaissant pour cause la production d'un tissu hétéromorphe.

« Diathèse hétéromorphe de Bazin. » Nous ne pouvons insister davantage sur cette discussion qui dépasserait le cadre de notre travail.

S'il nous est permis de donner notre opinion, nous dirons que nous sommes porté à admettre sans réserve les idées du professeur Hardy. Dans le grand nombre d'observations que nous avons passées en revue, nous avons rarement trouvé des antécédents scrofuleux, nous tendons à croire qu'il s'agit, d'une façon générale, d'une affection purement localisée au derme, sans qu'il nous soit possible d'admettre un état diathésique.

SYMPTOMATOLOGIE.

Les descriptions que nous trouvons dans les ouvrages classiques sont beaucoup trop complètes pour que nous puissions ajouter au tableau morphologique de la tumeur. Nous n'insisterons pas, par conséquent, sur les symptômes de la chéloïde.

Siège. — On a observé la chéloïde sur toutes les parties du corps ; cela se comprend, si on se rappelle que c'est le plus souvent sur une cicatrice qu'apparaît la plaque néoplasique. Par ordre de fréquence, nous indiquerons la région sternale entre les deux mamelles : la région scapulaire au-dessus ou au-dessous de l'épine de l'omoplate.

Tel est leur siège de prédilection ; mais on a rencontré les plaques chéloïdiennes dans beaucoup d'autres régions. Le lobule de l'oreille en est assez fréquemment le siège. M. Dugué en a réuni sept cas dans le Bull, de la Société anat., 1871, à propos d'une observation présentée par M. Landouzy. Il s'agissait de tumeurs chéloïdiennes développées chez des femmes et ayant pour point de départ, soit le percement de l'oreille, soit l'usage plus ou moins prolongé des boucles d'oreille.

Le professeur Verneuil a constaté plusieurs fois la chèloïde au pli de l'aine. Nous ne pouvons qu'énumérer les régions sur lesquelles on l'a encore observée : angle de la machoire, région du menton, (Trélat), commissure des lèvres, la paume et le dos de la main.

Les muqueuses même peuvent en être atteintes, conjonctive palpébrale (Verneuil). Dans nos observations, il s'agissait d'une chéloïde développée au niveau du cou-de-pied droit, pour un autre cas d'une tumeur siégeant au niveau de la région temporale gauche et enfin, d'une plaque chéloïdienne au pli de l'aine.

Comme on le voit, toutes les régions peuvent être le siège de cette affection. Dans les cas de généralisation rapide on a pu observer l'apparition de chéloïdes sur des cicatrices de vaccin, sur des piqûres de sangsues. Nous devons faire remarquer que la chéloïde se développe généralement sur des régions peu vasculaires ; nous reviendrons sur ce point à propos des caractères anatomiques de la tumeur.

Début. — Le début variera, suivant que la tumeur va se développer, sans lésions antérieures, ou bien, à la suite d'une plaie quelconque.

Dans le premier cas, les malades remarquent une légère tuméfaction de la peau à peine saillante, plus ou moins dure : mais, le plus souvent, le début très insidieux, passe inaperçu et ce n'est qu'au moment ou apparaissent des démangeaisons, des douleurs même, que les malades viennent consulter.

Si au contraire, la chéloïde se développe sur une cicatrice, on remarque avant la fin de la cicatrisation, dont le travail est presque toujours lent, des phénomènes particuliers. La plaie semble bordée par un bourrelet induré, ou bien, aux extrémités de la cicatrice apparaisent une ou plusieurs petites nodosités affectant des aspects très divers, taches, papules, tubercules, granulations qui lui donnent l'apparence d'une fraise. L'affection progresse lentement, et bientôt, quel que soit son début, il arrive un moment où la tumeur a envahi tous les éléments de la peau, faisant disparaître toute trace de cicatrice. Dès lors, la chéloïde est constituée.

Symptomes. — La plaque chéloïdienne présente des colorations différentes décrites par les auteurs ; d'où la distinction sur laquelle Bazin insiste, en *chéloïde rouge et chéloïde blanche*. Ces deux variétés ne sont que des expressions symptômatiques de la même affection dont la coloration se modifiera suivant des circonstances très variables ; d'après le siège, la vascularisation des tissus sous-jacents, la période plus ou moins éloignée du début.

Généralement de forme ovoïde, la chéloïde présente

une surface pouvant aller de un à deux millimètres, jusqu'à huit et dix centimètres, dans son plus grand diamètre. La peau à sa surface est tantôt saine, tantôt bosselée, irrégulière, lisse ou verruqueuse, rarement couverte de poils. La peau est plus ou moins colorée, elle peut arriver au rouge foncé, lie de vin, comme nous l'avons observé. Dans tous les cas, elle est adhérente à la tumeur elle fait corps avec elle.

Si on applique la main sur la tumeur, on peut en apprécier la consistance ; elle est dure, élastique, analogue à celle du tissu fibreux ; elle donne quelquefois la sensation de nodosités ou d'un amas de granulations irrégulières.

La plaque glisse sur les parties profondes, elle ne contracte jamais d'adhérences avec les tissus sous-jacents. Quels que soient son volume, sa forme, son étendue, elle reste toujours mobile avec la peau.

Telle est la plaque elle-même, mais de plusieurs points de sa circonférence peuvent partir des prolongements qui se perdent insensiblement dans les tissus sains ; prolongements qui affectent les formes les plus variées et ont donné lieu aux comparaisons les plus diverses : tentacules, pattes de crabe. Alibert l'a vue ressembler à un *Dragonneau*, figurer une croix de Malte. Retz la compare à du macaroni. Chez nos malades, la chéloïde n'offrait pas de prolongements.

La tumeur chéloïdienne est généralement unique, il n'est pas rare pourtant d'en rencontrer plusieurs. Hébra en a compté vingt sur le même individu ; elles sont alors ordinairement situées dans la même région. Elles peuvent être disposées symétriquement, en séries parallèles, ou bien autour d'une tumeur centrale ; on verra, comme le dit Bazin, de petites nodosités qui l'entourent à la manière de satellites.

Les *phénomènes fonctionnels* qui sont souvent de peu d'importance attirent quelquefois l'attention des malades. Ils se plaignent de démangeaisons, de sensations de cuisson et même de douleurs vives, lancinantes, pouvant dans certains cas, constituer de véritables accès douloureux durant de une à plusieurs minutes. Ces douleurs reviennent spontanément, ou à l'occasion de variations atmosphériques, d'affections morales, de fatigue. Elles sont exagérées par la pression, même par le simple frottement exercé par les vêtements.

Dans tous les cas, elles ne retentissent jamais sur la santé générale. Quels que soient le nombre et le volume des tumeurs, elles ne sont qu'une infirmité gênante, parfois douloureuse, jamais dangereuse,

MARCHE, DURÉE, TERMINAISON

L'évolution de la chéloïde n'est pas soumise à des règles fixes. Après avoir débuté presque toujours par une lésion de cause externe qui se termine par la formation d'une plaque indurée saillante ou de niveau avec la surface de la peau, la chéloïde peut conserver pendant des mois, des années, le volume d'un pois sans acquérir une plus grande extension. Quelquefois, la tumeur restant stationnaire, de nouvelles productions vont apparaître dans des points plus ou moins éloignés de la tumeur principale. La grossesse, la ménopause sembleraient accélérer la marche de la chéloïde. Ce point ne nous paraît pas encore suffisamment démontré.

Une fois constituées, les tumeurs chéloïdiennes quelle que soit leur ancienneté, ne subissent pas d'altération notable. On n'a jamais remarqué l'ulcération, la gangrène, la suppuration des chéloïdes.

Alibert, Hébra et autres, ont cité comme un fait exceptionnel, des cas de régression spontanée, dans lesquels la néoplasie a pu disparaître sans laisser aucune trace. Dans son traité, Hébra relate l'exemple remarquable de toute une famille chez laquelle il a pu assister à la résorption graduelle de plusieurs tumeurs chéloïdiennes.

Telle est la marche des manifestations chéloïdiennes lorsqu'elles sont abandonnées à elles-mêmes, mais les différents traitements peuvent les modifier profondément. Sans parler ici des transformations diverses produites par les cautérisations, les applications de pommades, nous devons montrer ce que devient la tumeur après l'extirpation, en un mot, après le traitement chirurgical.

La plaie, résultant de l'opération, que l'on ait cherché à obtenir une réunion immédiate, ou non, prend des caractères spéciaux. Bientôt ses bords se décollent, le fond reste rougeâtre, les bourgeons sont peu saillants, quelquefois même, manquent complètement; il n'y a aucune tendance à la cicatrisation. Mais déjà les bords de la plaie deviennent saillants, bosselés; des nodosités apparaissent sur l'extrémité de l'ulcération, ou bien ont leur point de départ au niveau des points de suture, (obs. Trélat). Une nouvelle plaque chéloïdienne est constituée et cette récidive peut affecter les mêmes caractères, les mêmes dispositions que les manifestations primitives.

DIAGNOSTIC.

Le diagnostic de la chéloïde sera ordinairement assez facile. On pourra rapidement éliminer les syphilides tuberculeuses qui sont toujours multiples, présentant une couleur cuivrée ou livide, s'exfoliant à leur surface ; du reste, la présence de cicatrices anciennes, les commémoratifs lèveront tous les doutes.

Le chéloïde se distinguera des *nœvi*, par le peu d'intensité de sa coloration, par sa dureté ; *des verrues*, par son volume considérable, par sa forme irrégulière, par son aspect lisse. Les *scrofulides* de la peau ayant une tendance rapide à s'ulcérer, à suppurer, ne pourront être confondues avec la chéloïde dont la suppuration n'a jamais été constatée.

Bazin insiste sur le diagnostic avec la *lèpre* : mais, outre que cette affection est, pour ainsi dire, inconnue dans nos climats, elle s'accompagne d'anesthésie et ce n'est qu'à la longue qu'elle prend l'aspect cicatriciel de la chéloïde après avoir conservé pendant longtemps les caractères des macules ; elle s'accompagne enfin d'un état général assez sérieux.

Le diagnostic avec la *sclérodermie* devient plus difficile. Cette affection qui, pour un grand nombre d'auteurs, dépend d'une altération des nerfs trophiques est caractérisée par des plaques arrondies, sèches, dures, d'aspect parcheminé, de coloration mate et s'accompagnant toujours de diminution de la sensibilité cutanée ; autant de caractères qui doivent servir à établir le diagnostic différentiel.

On a pu confondre des plaques chéloïdiennes avec des fibro-sarcomes ; ici les caractères cliniques font presque tous défaut. Si la vascularisation de la tumeur et la marche de l'affection ne permettaient pas un diagnostic certain l'examen histologique de la tumeur lèverait tous les doutes. (Obs. Dave, *Soc. anat.*, 1877.)

Il nous reste à faire le diagnostic beaucoup plus difficile entre les chéloïdes vraies et les chéloïdes fausses de Bazin, c'est-à-dire les végétations des cicatrices, les cicatrices hypertrophiques. Les végétations verruqueuses n'existent jamais qu'au niveau d'une cicatrice, d'une plaie dont la cicatrisation a été longue et mal surveillée ; elles contractent souvent des adhérences avec les tissus sous-jacents, adhérences que l'on ne rencontre pas dans la chéloïde vraie. Dans la fausse chéloïde, le tégument a été détruit et remplacé par un tissu de formation nouvelle (tissu inodulaire cicatriciel) elle est toujours indolente. L'examen histologique nous fera reconnaître que dans la fausse chéloïde, il n'y a que du tissu cicatriciel que l'on ne saurait confondre avec le tissu chéloïdien.

ANATOMIE PATHOLOGIQUE.

Les caractères extérieurs que nous avons donnés à propos de la symptomatologie, vont nous permettre de passer rapidement sur l'étude macroscopique de la tumeur chéloïdienne. Examinée sur une coupe, à l'œil nu, on voit une masse blanchâtre ou blanc nacré (Obs. X) soulevant l'épiderme, intercallée dans le tissu du derme et s'enfonçant plus ou moins dans le tissu cellulaire sous-cutané qu'elle refoule sans envoyer de prolongements. Le tissu dur, compacte, crie sous le scalpel; il a la consistance du tissu fibreux et est composé de fibres disposées parallèlement à l'axe longitudinal de la tumeur.

La structure intime mérite un examen plus attentif. Nous croyons nécessaire d'étudier séparément la chéloïde spontanée et la chéloïde cicatricielle.

1° Chéloïde spontanée ou idiopathique des Allemands. Sur une coupe perpendiculaire à l'axe de la tumeur, en allant de la superficie vers la profondeur, on voit d'abord la couche épidermique composée de sa portion cornée et de sa couche de Malpighi, sans modifications. Au dessous commence le tissu morbide, tantôt sans interposition de chorion, tantôt au contraire au dessous d'une mince couche de tissu dermique normal lorsque la tumeur n'est pas encore très volumineuse. Une ligne à peine ondulée (Malassez) (1) sépare les parties saines du tissu morbide. La masse chéloïdienne se compose de faisceaux fortement pressés les uns contre les autres et parallèles à l'axe longitudinal de la tumeur et de la surface cutanée. Ces faisceaux sont croisés par des fibres obliques, ce qui constitue une sorte de treillage extrêmement serré, à peine rencontre-t-on quelques cellules fusiformes. Tel est l'aspect au centre de la tumeur, dans les parties les plus anciennes, au point d'implantation ou d'apparition de la tumeur.

Dans les parties périphériques, le treillage devient

(1) E. Malassez. Bull. de la Soc. anat., 1871, note la présence au centre de la tumeur de fibres élastiques peu abondantes et pour la plupart très fines.

moins serré, les faisceaux s'écartent les uns des autres et, dans les mailles qui en résultent, on trouve des cellules fusiformes plus abondantes et même dans certains points qui paraissent voisins des vaisseaux, il existe des amas de cellules jeunes formant pour ainsi dire des nids épithéliaux (Malassez.)

La tumeur contient des vaisseaux et principalement des artères plus nombreuses à sa périphérie qu'au centre.

Les papilles de la peau, les follicules pileux et les glandes sont plus ou moins étranglés, dégénérés, atrophiés même, surtout au centre de la tumeur.

2° Chéloïde cicatricielle sur laquelle insiste plus particulièrement Hebra. — Nous trouvons ici les caractères anatomiques de la chéloïde que nous venons de décrire, associés à ceux du tissu cicatriciel. « Dans la partie centrale, une cicatrice superficielle reconnaissable à l'absence de papilles. La couche épidermique mince repose immédiatement sur un tissu cicatriciel à larges mailles. De plus, une chéloïde bien caractérisée par sa structure, séparée du tissu cicatriciel environnant qu'elle refoule de chaque côté. Le tissu fibreux avec cellules fusiformes est non seulement intercallé dans le tissu cicatriciel privé de papilles, mais pousse encore au loin des prolongements dans le chorion normal pourvu, par conséquent, de papilles et de glandes intactes.» (Hebra et Kaposi.)

Examen histologique de la tumeur dont nous donnons l'observation. Cet examen a été fait au laboratoire de l'Hôtel-Dieu par M. de Gastel, interne du service (1). Dur-

(1) A côté de l'anatomie histologique que nous avons puisée dans

cissement dans l'alcool ordinaire. Les préparations ont été traitées par le picro-carmin et montées dans la glycérine.

A la surface, les éléments de l'épiderme paraissent sains, à peine diminués d'épaisseur sur la partie culminante de la tumeur.

Le derme tout entier semble se confondre avec le néoplasme. Les papilles de la peau ne se retrouvent que dans certains points; elles ont conservé leur forme normale. Dans les autres points, on peut voir de grands tractus longitudinaux parallèles à la surface de l'épiderme: ils sont formés par des faisceaux fibreux extrêmement serrés qui forment les premières couches du néoplasme.

Toute la tumeur est formée de ces fibres lamineuses, avec interposition de cellules fusiformes et même de corpuscules étoilés, qu'il est facile de voir, surtout dans les parties périphériques de la tumeur, après avoir fait gonfler la pièce à l'acide acétique.

Il existe, en outre, des tractus obliques rayonnant de la superficie vers la profondeur, qui en s'entrecroisant forment des espèces de lobules.

Les éléments qui entrent dans la composition de ces lobules s'enroulent sur eux-mêmes, affectant la disposition que l'on retrouve dans la structure du fibrome.

Du côté de la couche sous-cutanée, la tumeur se confond progressivement avec la couche graisseuse, sans qu'on puisse voir, en aucun point, des centres de prolifération de cellules embryonnaires.

les auteurs, nous croyons devoir présenter l'examen microscopique que nous devons à l'obligeance de M. de Gastel, interne des hôpit.

La tumeur présente de nombreux vaisseaux, tous capillaires, la plupart suivent les grands tractus séparant les lobules entre eux.

Il n'existe pas de traces de fibres élastiques.

On ne retrouve aucune espèce de glande ou de follicule pileux.

SECONDE PARTIE

TRAITEMENT.

Le traitement de la chéloïde peut être médical ou chirurgical, aussi est-il nécessaire de diviser cette seconde partie en deux classes distinctes.

Traitement médical. — Les insuccès que l'on éprouve souvent dans le traitement curatif de la chéloïde ont engagé certains médecins à se borner à un traitement purement symptomatique et à agir plus particulièrement contre les douleurs, quelquefois intolérables, que ressentent les malades.

C'est dans ce but que l'on a successivement recommandé les applications de pulpe fraîche de plantes narcotiques (morelle, jusquiame, belladone, pavot). Les douleurs ne se faisant sentir que de temps à autre, il arrive souvent que les malades, avant de consulter le médecin, ont déjà trouvé, par expérience, les moyens de soulager ces douleurs. Ils ont éprouvé les bons effets des applications froides, ou, au contraire, des cataplasmes chauds.

Hebra et Kaposi ont obtenu de bons résultats avec un emplâtre qui appliqué sur la chéloïde lui donne une souplesse relative et calme les douleurs. Ils recommandent la préparation suivante :

Emplâtre de Vigo. . .)
Emplâtre de Mélilot. . (ā̄ 15 grammes.

Etendez sur un linge et saupoudrez avec poudre d'opium pur 12 gr. 20.

On pourra encore avoir recours aux injections sous-cutanées de chlorhydrate de morphine, au niveau de la tumeur.

Si, les douleurs survenaient à courts intervalles et d'une manière périodique, on se trouvera bien de l'emploi du sulfate de quinine.

On a encore conseillé, comme moyen palliatif, de préserver avec soin la tumeur des contacts, des frottements, de toutes les causes d'irritation, au moyen de carrés de diachylon, ou de taffetas gommé, par l'application à sa surface d'une couche de collodion élastique.

Dans la thèse de Lhonneur nous trouvons consignée, l'observation d'une femme, âgée de trente-cinq ans, portant depuis plusieurs années, sur l'épaule droite, deux chéloïdes. M. Guérin conseilla l'application de papier chimique, dans le but seul de soustraire les tumeurs au contact irritant de la flanelle. Cette femme ne tarda pas à être complètement guérie.

Comme on le voit, ce traitement palliatif a pu amener une guérison radicale ; mais c'est le cas le moins fréquent et il serait difficile de s'en tenir à des moyens aussi incertains.

Quant aux moyens curatifs, ils sont extrêmement nombreux, et, nous devons le dire, les diverses applications locales employées jusqu'à ce jour n'ont donné aucun résultat satisfaisant. On s'est adressé aux douches minérales, aux pommades résolutives, aux emplâtres fondants. Cazenave a conseillé les frictions avec la pommade au proto-iodure de mercure. Les frictions avec l'onguent mercuriel, l'application de l'emplâtre de Vigo ont été essayées. M. Hardy a constaté les bons effets de ce dernier.

Firmin, dans sa thèse, préconise les badigeonnages énergiques et longtemps continués avec la teinture d'iode, en associant cette médication locale à l'iodure de potassium pris à l'intérieur. Il a vu ainsi arrêter l'évolution des chéloïdes. On a encore obtenu de bons résultats par l'emploi de l'iode, soit sous forme de glycérine iodée, soit par la pommade à l'iodure de potassium.

Lorsque les chéloïdes sont rouges chaudes, les émollients paraissent devoir être de quelque utilité.

OBSERVATION I.

Gintrac. Leçons de clin. méd., t. V. Chéloïde traitée
par les émollients.

B...., entrepreneur de travaux, de haute taille, maigre, brun, fut atteint à l'âge de 36 ans d'une pneumonie très grave, dans le cours de laquelle des vésicatoires furent appliqués aux cuisses. Il y avait six mois qu'il était guéri lorsqu'il vint me consulter pour des tumeurs formées sur la cicatrice de l'un des vésicatoires. Ce ne fut qu'au bout de plusieurs semaines que B...., sentit un picotement singulier à la cuisse droite, irritation qu'augmentait le frottement du pantalon. Il se forma insensiblement sur la cicatrice du vésicatoire des plaques inégales, dures, rougeâtres, à surface lisse, avec développement de quelques vésicules aux environs. Ces tumeurs étaient le siège de sensations pénibles.

Je lui recommandai l'usage de bains simples, à peine tièdes, de larges cataplasmes de riz sur la cuisse pendant

la nuit, et pour le jour, des caleçons de toile pour empêcher le frottement. B..... est très sobre et de mœurs fort
régulières. Le mal fut enrayé. Les plaques chéloïdiennes
ont diminué, elles ont perdu de leur vive sensibilité et
maintenant presque effacées elles incommodent peu B....

Nous ne voulons pas insister davantage sur les différents moyens topiques employés contre la chéloïde. Au
dire de presque tous les auteurs, ces moyens sont très
incertains ; on ne devra pas, cependant, les repousser, de
prime abord, surtout s'ils peuvent agir, en même temps,
sur l'élément douleur. Nous devons une place spéciale à
un traitement qui, dans les mains, de plusieurs médecins, paraît avoir donné d'excellents résultats, nous voulons parler de la *compression*.

Rayer, le premier, avait conseillé la compression,
convaincu qu'elle pourrait être très utile. A son exemple, la plupart des auteurs l'indiquent.

Velpeau conseille comme traitement unique de main-
tenir les tumeurs et de les comprimer, si c'est possible.
La compression a donné dans ses mains et dans celles
d'autres chirurgiens, des résultats auxquels on était loin
de s'attendre. Mais Gintrac, Bazin et d'autres auteurs
repoussent la compression comme un moyen trop douloureux. Il est évident que la compression sera mal supportée lorsqu'elle sera employée sur des chéloïdes rouges volumineuses et que dans ce cas elle ne pourra qu'exa-
gérer les douleurs, qu'en outre elle est impossible dans
certaines régions.

Nous croyons, au contraire, à l'efficacité de la compression, associée ou non aux moyens topiques, dans
les chéloïdes saillantes, non douloureuses. Enfin la com
pression pourra être un excellent adjuvant du traitement

chirurgical, comme nous en citons deux exemples (obs. II et X).

La compression devra être faite avec ménagement ; M. Pozzi, dans l'un des cas que nous rapportons, a fait la compression ouatée par la méthode de Guérin et a obtenu de bons effets. Dans les cas où le pansement ouaté est impossible, on se trouvera bien de rondelles d'amadou superposées qui donnent une compression douce et uniforme.

OBSERVATION II.

Chéloïde de la tempe gauche opérée par M. Bazy, chef de clinique à l'Hôtel-Dieu. — Inédite.

M..., 27 ans, employé des postes, se présente à la consulation de l'Hôtel-Dieu au commencement d'août.

Pas d'antécédents héréditaires, n'a jamais eu pendant son enfance d'accidents scrofuleux, ne porte pas de traces de syphilis. Il paraît très bien constitué.

Il y a longtemps déjà, souffrant de névralgies faciales, il appliqua sur la tempe gauche une mouche qu'il pansa avec du vinaigre et des cendres. Sous l'influence de ces substance irritantes, la cicatrisation se fit lentement ; elle devint enfin complète.

Quelques jours après, le centre de la cicatrice devint rouge, s'éleva insensiblement au-dessus des parties voisines. En un an, la tumeur atteint le volume que nous pouvons constater aujourd'hui.

Tumeur arrondie, non pédiculée, ayant 15 millimètres de diamètre sur 1 centimètre de hauteur. Elle a une teinte lie de vin, une consistance fibreuse. Elle est mobile et par conséquent, n'occupe que la peau.

La tumeur est absolument indolente, mais ennuyé de cette difformité, M.,. demande à être opéré.

Opération le 8 août. — On incise la peau à 2 millimètres au delà de la tumeur. Afin d'obtenir une réunion par première intention, on applique trois points de suture avec un fil de soie très mince.

On enlève les points de suture le lendemain ; la réunion paraît avoir réussi.

Trois jours après, l'extrémité supérieure de la cicatrice devient rouge ; les bords se décollent, en deux jours les bords sont complètement décollés.

La plaie, rose pâle, peu bourgeonnante, n'a pas bon aspect ; le 1er septembre la cicatrisation est complète.

12 septembre, on voit apparaître sur la cicatrice une série de petites nodosités.

Compression bien supportée avec des rondelles d'amadou superposées que l'on maintient avec une bande ordinaire.

Les nodosités pâlissent et s'affaissent insensiblement Nous avons revu le malade le 10 octobre, les nodosités ont disparu, la ligne cicatricielle est à peine indurée.

Tous ces moyens locaux ne doivent par nous faire oublier le traitement général : si le malade est scrofuleux, on relèvera l'organisme par les moyens appropriés, huile de foie de morue, quinquina, préparations martiales.

Traitement chirurgical. — Dans la cure radicale de la chéloïde, divers modes de traitement ont été employés jusqu'à ce jour. On a attaqué le néoplasme par les caustiques ; on a essayé son extirpation par le bistouri, par le thermo-cautère. Enfin, dans ces derniers temps, M. Vidal a obtenu de très beaux succès par les scarifications.

Examinons chacun de ces modes de traitement.

Les *caustiques* (caustique de Filhos, pâte de Vienne, etc.) nous paraissent devoir être complètement rejetés. Nous n'avons pas trouvé d'observation de chéloïde guérie par les caustiques ; ils ont été quelquefois nuisibles, toujours inutiles.

L'ablation par le bistouri a été tentée par la plupart des chirurgiens, mais ce traitement ne peut réussir que dans certaines conditions, que nous allons passer en revue.

Nous dirons, tout d'abord, qu'il existe des indications et des contre-indications. On pourra opérer une chéloïde lorsqu'elle présentera un certain volume, lorsqu'elle sera, en un mot, une gêne assez considérable pour le malade. Les douleurs très vives, qui n'ont pu être soulagées par les applications émollientes et les topiques opiacés, sont encore une indication suffisante : il arrive, en effet, qu'après l'opération les douleurs disparaissent, comme dans le cas que nous citons (Obs. XI). L'opération sera encore justifiée lorsque la tumeur sera assez favorablement située pour que l'on puisse espérer la réunion immédiate.

Il est, enfin, nécessaire de tenir compte du désir des malades, surtout des femmes, qui demandent instamment à être débarrassées d'une tumeur disgracieuse. Il est difficile, dans ces cas, de ne pas tenter la cure radicale. Mais, dans ces opérations de complaisance, il sera nécessaire de prévenir les malades de la possibilité d'une récidive.

L'opération sera contre-indiquée d'une façon formelle, lorsqu'on trouvera sur le même individu de nombreuses plaques chéloïdiennes, lorsqu'on apprendra, surtout, que certaines de ces plaques se sont formées sur des cicatrices insignifiantes, piqûre de sangsues, etc.

On devra donc toujours refuser l'opération à des malades analogues à ceux dont MM. Ory, Legouest, Verneuil ont rapporté l'observation.

OBSERVATION III.

Ory. Soc. anat., 1875, Chéloïdes spontanées et cicatricielles.

M. Ory présente un malade âgé de 38 ans. Il n'est ni scrofuleux, ni syphilitique, ni rhumatisant. Il affirme jouir d'une bonne santé, les douleurs qu'il éprouve au niveau des tumeurs, l'ont seules déterminé à venir consulter.

L'affection débuta vers l'âge de 18 ans, par deux plaques symétriquement placées à la partie interne et supérieure du bras. Sept à huit ans après, apparurent et grandirent successivement les autres tumeurs sessiles que l'on peut remarquer sur les épaules.

Au dire du malade, ces tumeurs sont le siège de picotements, de démangeaisons, d'élancements douloureux revenant par accès.

Ce malade présente encore des chéloïdes cicatricielles survenues sur les petites cicatrices du vaccin, de la saignée.

OBSERVATION IV.

Legouest. Gaz. des hôp., 1858. Chéloïdes cicatricielles nombreuses.

M. Legouest présente à la société de chirurgie un malade qui, à la suite d'une blessure simple de la région mastoïdienne, a vu se développer sur la cicatrice une tumeur chéloïde. On dut l'enlever et elle récidiva deux fois. Aujourd'hui, elle est encore réapparue, volumineuse comme un œuf. Le malade voulait s'en débarrasser à nouveau, mais M. Lagouest se refuse à faire l'opération, parce qu'il a remarqué sur différentes parties du corps des productions semblables, nées sur les plus simples brûlures, même sur des excoriations légères, comme celles produites lorsque le malade se gratte avec ses ongles.

OBSERVATION V.

Verneuil. Gaz. des hôp., 1858. Chéloïdes cicatricielles.

M. Verneuil présente à la société de chirurgie un malade qui, à la suite d'introduction d'acide sulfurique dans les yeux, a vu se former sur la cicatrice de la brûlure dans chaque œil une bride de substance chéloïde, faisant adhérer la conjonctive palpébrale à la conjonctive oculaire.

M. Verneuil hésite à pratiquer une opération parce que le malade paraît prédisposé à avoir des chéloïdes. On voit, en effet, sur le cou, sur les points également brûlés par l'acide, des productions de ce genre.

L'extirpation des tumeurs par le bistouri doit être complètement faite pour espérer une guérison. Les auteurs ont cité des exemples dans lesquels une première opération n'avait pas réussi, parce qu'on n'avait pas sacrifié assez de peau autour de la tumeur.

Dans deux cas, Varren et Michon n'ont pas craint d'exciser, en même temps que la tumeur jusqu'à un pouce, c'est-à-dire, 4 centimètres environ de peau saine. Ils ont conseillé, en outre, de disséquer le tissu cellulaire sous-jacent, dans une certaine étendue, ils ont pu ainsi obtenir des guérisons sans récidive.

OBSERVATION VI.

Michon, thèse de concours, 1848, obs. Chéloïde récidivée.
Guérison après une seconde opération.

« Une jeune dame, femme d'un médecin de province, avait vu se développer sur le moignon de l'épaule gauche et dans l'épaisseur de la peau une tumeur ovalaire. Cette tumeur devint le siège de douleurs, d'élancements pendant les variations de la température. Ablation, réunion immédiate par la suture entortillée. Au bout de deux mois, réapparition de la tumeur : chacun des trous des épingles avait donné naissance à autant de prolongements de peau altérée qui semblait former des pieds à la tumeur principale, de sorte que le mal avait un plus grand volume que la première fois.

Au-dessus de l'acromion, tumeur ovalaire dans l'axe du bras, de 6 cent. de long sur 4 cent. de large ; surface lisse et luisante, parcourue par des vaisseaux nombreux et déliés, dont la couleur contraste avec le fond blanc mat de la tumeur ; douleurs fréquentes qui préoccupent la malade.

Dans l'opération, on sacrifie la peau dans une étendue assez considérable autour de la tumeur, pansement à plat.

La cicatrisation fut longue à s'opérer ; après deux mois elle fut achevée et la chéloïde ne reparut plus. »

OBSERVATION VII.

Warren. Surgical obs. on tumours, p. 21.
Chéloïde récidivée. Guérison après une seconde opération (1).

Une jeune [dame me montra une tumeur de l'épaule

______

(1) Observation citée dans la thèse de M. Lhonneur et traduite par M. Peter.

qu'elle avait remarquée depuis deux ans, dont le volume était d'un quart de pouce environ, et qui faisait saillie d'un sixième de pouce. On excisa la tumeur et la plaie se cicatrisa lentement. Au bout de trois semaines environ, elle commença à reparaître et atteignit bientôt un diamètre de trois quarts de pouce. On y appliqua alors la potasse caustique, mais sans résultat ; la cicatrice fit saillie de nouveau.

J'enlevai une fois encore cette tumeur, mais en excisant du même coup la peau saine, dans l'étendue d'un pouce, tout à l'entour, en même temps que la couche du tissu cellulaire sous-jacent. Cette fois il y eut guérison sans récidive.

C'est dans le but d'extirper totalement la tumeur et de se soustraire aux chances de récidive que l'on a employé dans ces derniers temps le thermo-cautère. L'extirpation par le thermo-cautère aura un avantage incontestable dans des régions vasculaires, où le bistouri présenterait quelques dangers, enfin dans les tumeurs qui, par leur étendue, nécessitent une dissection laborieuse.

OBSERVATION VIII.

Chéloïde récidivée du pli de l'aine, opérée par le thermocautère,
Recueillie par M. Catuffe dans le service de M. le professeur
Verneuil. — Inédite.

Femme de 66 ans, N° 28, Saint-Augustin, entrée en août 1877.

Cette femme porte au pli de l'aine gauche une chéloïde considérable, consécutive à une brûlure datant de plusieurs années. La tumeur a 15 cent. de long sur 6 de hauteur environ. M. Verneuil commence par faire une incision avec le bistouri à la partie supérieure, puis, immédiatement, il prend le thermo-cautère et dissèque la tumeur de haut en bas. Il n'y a pas d'hémorrhagie. La précaution était d'autant plus nécessaire que l'artère fémorale était visible dans les parties profondes de la plaie et n'était séparée de la tumeur que par une mince couche de tissu cellulaire.

Pansement à plat à l'acide phénique. Bon état général. La malade sort guérie un mois après l'opération.

Cet excellent résultat paraît avoir été aidé par l'emploi des greffes épidermiques.

Cette femme a été revue deux mois après ; la cicatrice est très-solide, non vitreuse ; il n'y a pas trace de récidive.

Il est difficile d'arriver d'emblée à sacrifier une aussi grande étendue de peau, on s'expose à des cicatrices difformes, à des rétractions, extrêmement nuisibles dans certaines régions. Aussi la plupart des auteurs conseillent-ils de tenter la réunion par première intention.

Pour cela, la tumeur est circonscrite par deux incisions présentant la forme d'une ellipse allongée, de telle façon que les bords puissent être facilement rapprochés. L'excision comprendra, non seulement la peau, mais encore une certaine étendue de tissu cellulaire. La réunion peut être faite au moyen de la suture entortillée, ou mieux encore par des sutures au fil d'argent. Ces dernières ont pour avantage de laisser moins de bourrelet entre les points de suture, bourrelet si souvent le point de départ d'une récidive.

Il est évident que si la tumeur était volumineuse, quelle que soit la longueur des incisions, on ne pourra empêcher les tiraillements de la peau sur les parties moyennes. Pour éviter cet inconvénient, M. Pozzi, dans le cas que nous rapportons (obs X), a eu l'ingénieuse idée de pratiquer des incisions libératrices assez longues pour empêcher une trop grande tension de la peau.

Les soins consécutifs seront très importants. On devra surveiller la cicatrisation avec beaucoup de soin et c'est ici que la compression donnera les meilleurs résultats. Si, au moment de la cicatrisation, on voit survenir des bourgeons suspects, la compression, par les moyens que nous avons indiqués, pourra empêcher sinon la récidive, au moins le développement des chéloïdes.

OBSERVATION IX.

Trélat. Leçons de clin. chir., 1875. Chéloide récidivée.

Un jeune homme nègre, de 21 ans, né à la Pointe-à-Pitre, fut, il y a un an, blessé au menton par un éclat de verre ; l'hémorragie assez abondante qui résulta de cette plaie fut arrêtée au moyen du perchlorure de fer. La suppuration persista pendant environ quinze jours, puis la plaie parut cicatrisée. Au bout de peu de temps, ce jeune homme, fort intelligent, s'aperçut que la ligne cicatricielle se tuméfiait, faisait un relief sur la peau : le développement eut lieu graduellement, mais d'une façon assez rapide pour que, six mois après, la cicatrice formât une tumeur grosse comme l'index, faisant une saillie transversale au travers de la lèvre et du menton, et constituant de ce fait une difformité des plus désagréables.

J'enlevai cette tumeur au bistouri et dans l'espoir de me mettre davantage à l'abri d'une récidive, je réunis la plaie par première intention : le succès à ce point de vue fut complet et la réunion se fit point par point d'une façon admirable. Mais deux mois après, la chéloïde récidivait, le malade est entré dans notre service pour d'autres accidents et vous pouvez constater l'hypertrophie déjà sensible de la ligne d'incision.

Quelque temps après, sur tous les points de suture, il existait une chéloïde commençante, constituée par une petite tumeur, visible saillante à peine comme la tête d'une épingle.

OBSERVATION X.

Chéloïde opérée par M. Pozzi, professeur agrégé. — Inédite.

La nommé B... 16 ans, est admise à l'Hôtel-Dieu le 29 juin 1881 et est couchée au n° 10, salle Notre-Dame, dans le service du professeur Richet.

Pas d'antécédents héréditaires; n'a pas eu pendant son enfance d'accidents scrofuleux ; on ne retrouve pas de traces de syphilis.

Il y a un an, elle a renversé sur son pied un vase d'eau bouillante. La brûlure guérit avec une lenteur extrême. La cicatrisation était à peu près complète, quand au niveau du cou-de-pied survient une toute petite grosseur, que la malade compare à une verrue.

Elle grossit très rapidement, et au bout de dix mois elle avait acquis le volume qu'elle présente actuellement.

On aperçoit au niveau du cou-de-pied et sur la ligne médiane une tumeur ovoïde, un peu bosselée, du volume d'une grosse noix. La peau lisse et luisante présente une coloration rosée.

La tumeur est uniformément dure ; elle fait corps avec la peau.

Elle est opérée le 28 juillet par M. Pozzi, suppléant le Prof. Richet.

On circonscrit la tumeur par une incision elliptique de façon à dépasser autant que possible la zone malade et on la dissèque.

Il restait une plaie de 7 centim. de longueur sur 5 de largeur.

On essaye de réunir les deux lèvres de la plaie, pour restreindre autant que possible le champ cicatriciel. Pour y arriver on dut faire deux incisions libératrices distantes de 3 centim. environ de la plaie. On put faire alors des sutures superficielles au fil d'argent.

Pour éviter les tiraillements, on mit le pied à angle droit et on le maintint dans cette position, par une gouttière plâtrée appliquée immédiatement. On eut soin de rabattre l'extrémité de la gouttière plâtrée sur les orteils pour les empêcher de se mouvoir et immobiliser la peau. On avait préalablement appliqué sur la plaie de la tarlatane phéniquée et une éponge pour exercer de la compression.

1er août, on enlève les points de suture : la plaie paraît réunie : pansement phéniqué.

2 août, la plaie médiane s'est un peu désunie et le 4 août, elle est complètement ouverte. Les plaies latérales, au contraire, se referment assez rapidement.

6 août, la plaie médiane mesure 2 centim. de largeur. Les plaies latérales sont presque linéaires, mais elles présentent des bourgeons un peu saillants et suspects.

La cicatrisation de la plaie médiane se fait lentement. Les bourgeons ayant une apparence suspecte, pour empêcher le retour d'une cicatrisation vicieuse, on fait de la compression.

Le pied et la jambe sont enveloppés dans un pansement ouaté compressif de Guérin, et au-dessus et au niveau de la plaie on applique une bande élastique.

Le 29 août, les cicatrices sont linéaires, fermes, mais un peu saillantes.

1er septembre, on permet à la malade de se lever, mais elle abuse de la permission. Le lendemain toute la région est rouge, enflammée. De petites phlyctènes apparaissent le long des incisions et bientôt sur les cicatrices qui deviennent molles et saillantes. On refait le pansement ouaté compressif que l'on enlève tous les huit jours.

Le 28 septembre, la cicatrice médiane est absolument sèche et ne fait qu'une saillie à peine appréciable au doigt. A droite, la cicatrisation est complète ; mais à gauche, à son extrémité inférieure, la cicatrice présente une ulcération de mauvaise nature, grande comme une pièce de dix sous. On la saupoudre d'iodoforme et on refait le pansement ouaté.

Le 15 octobre, la cicatrisation est complète. Les cicatrices latérales sont presque linéaires et paraissent très solides ; la cicatrice médiane ne fait plus qu'une légère saillie à peine appréciable (1).

OBSERVATION XI.

Chéloïde de la région sternale opérée par le docteur Salesses. Inédite.

Une jeune femme kabyle, âgée de 18 ans, vint me consulter en août 1879. Elle paraît très bien constituée ; elle a toujours été bien réglée. Je n'ai pu retrouver de traces ni de scrofule, ni de syphilis.

(1) Cette observation a été recueillie par M. Pozzi, externe du service.

Il y avait deux ans environ, elle avait vu se développer, dit-elle, entre les seins, sur une cicatrice de brûlure, parfaitement guérie, un bouton qui augmenta insensiblement de volume. Cette petite tumeur était le siège de démangeaisons, d'élancements souvent désagréables. Les douleurs sont devenues peu à peu assez intenses et en ce moment elles sont intolérables ; aussi la malade demande-t-elle instamment à être opérée.

La tumeur est lisse, non bosselée ; elle présente une coloration rouge foncé ; elle est dure au toucher, non pédiculée.

Pendant un mois, je fis appliquer des cataplasmes et des pommades calmantes, mais sans résultat appréciable.

Vaincu par le spectacle de ses souffrances, je me décidai à l'opérer.

Je circonscrivis la tumeur par des incisions ovalaires, et après avoir disséqué la tumeur et le tissu cellulaire sous-jacent, j'enlevai le tout ensemble.

Des bandelettes de diachylon entrecroisées me permirent de rapprocher les lèvres de la plaie. Un bandage de corps fut appliqué afin d'éviter les tiraillements.

La réunion se fit par première intention. Quelques jours après, il ne restait plus qu'une cicatrice linéaire, insensible, mais un peu rouge.

Les douleurs ont complètement disparu.

Trois mois après, j'ai revu la malade : une nouvelle chéloïde semblable à la première s'est reformée sur la cicatrice, mais elle est absolument indolente.

D'après les observations que l'on vient de lire, on voit que malgré toutes les précautions prises, la chéloïde peut récidiver. Dans les cas où les sutures ne tiendraient pas, où la plaie n'aurait pas de tendance à se cicatriser, il serait peut-être bon de faire des greffes épidermiques qui pourront hâter et régulariser le travail de la cicatrisation (obs. VIII).

Dans une discussion à la Société anatomique, Chassaignac disait qu'il avait obtenu une guérison en faisant l'extirpation avec autoplastie. Nous n'avons pas pu retrouver des observations relatives à ce fait ; cette façon d'agir nous paraît très rationnelle.

Il ne nous reste plus qu'à parler des *scarifications*, qui· dans les mains de M. Vidal semblent avoir donné les meilleurs résultats.

Le 26 janvier 1881, M. Vidal présentait à la Société de chirurgie un homme de 42 ans atteint de chéloïde et en traitement par les scarifications.

Nous pouvons d'une façon assez complète retracer l'histoire de ce malade.

En 1864, à la suite d'une friction à l'huile de croton, X... vit apparaître, dans la région sternale, une petite tumeur allongée dans le sens vertical, blanchâtre, non douloureuse.

En 1871, sans cause appréciable, cette tumeur augmenta de volume; elle atteignit bientôt des dimensions assez considérables, 5 centimètres de long sur 2 centimètres de large; elle présentait, en outre, des prolongements.

Elle était devenue rouge, turgescente et très douloureuse. Les douleurs étaient tellement vives que cet homme portait une sorte de cuirasse faite avec une lame de métal, pour éviter les chocs extérieurs.

Traitement émollient, mais sans résultat.

X... se présente à la consultation de Saint-Louis, à la fin de décembre 1880.

M. Le Dentu, après l'avoir examiné, ne pense pas devoir l'opérer et l'adresse à M. Vidal.

Depuis quelques temps, le savant médecin de Saint-Louis avait traité avec succès, par les scarifications, des *cicatrices diverses*, des *fausses chéloïdes*, des *cicatrices de variole ;* il fut ainsi amené à employer le même traitement pour la chéloïde, convaincu qu'il agirait surtout contre ces douleurs.

On fit des scarifications quadrillées, losangiques ou rectangulaires, rapprochées d'un à deux millimètres, et toutes parallèles à la manière des hachures d'un dessin, dépassant d'un demi centimètre les bords de la chéloïde et le tissu fibreux dans sa profondeur.

Après trois séances la tumeur avait diminué des deux tiers et les douleurs avaient complètement disparu.

Le même jour M. Vidal présentait un second malade dont la chéloïde avait été considérablement améliorée par les scarifications.

C'était un homme de 48 ans atteint d'une chéloïde très douloureuse. On essaya d'abord les emplâtres de Vigo, les douches..., etc., mais sans résultat. Pour faire cesser les douleurs M. Vidal fit faire des scarifications quadrillées. Cette opération fut répétée trois fois. Les *douleurs* disparurent et on put voir la chéloïde diminuer et arriver bientôt à une guérison presque complète.

Nous écrirons encore quelques mots sur un troisième malade que nous avons observé dans le service de M. Vidal.

Le nommé X..., 28 ans, bien constitué, vit apparaître en 1877, sur le sternum, à quatre travers de doigt au-dessous de la fourchette, deux petites tumeurs indolentes qui en quatre ans ont atteint le volume du pouce.

Il y a trois mois environ, ces petites tumeurs sont devenues le siège de douleurs intolérables, le frottement exercé par les vêtements est devenu insupportable.

X.... se présente à la consultation vers le milieu de septembre 1881.

Après trois séances de scarifications faites à huit jours d'intervalle, les tumeurs ont à peu près disparu, c'est à peine si elles s'élèvent à un millimètre au-dessus du niveau des parties saines.

Le malade n'éprouve plus la moindre douleur.

Notre maître, M. Le Dentu, chargé par la Société de chirurgie de faire le rapport sur les deux premiers cas que nous venons de citer, considère ce traitement comme très efficace. Dans ces derniers temps, il a eu l'occasion d'observer une chéloïde pédiculée de l'abdomen chez un confrère. Il a conseillé ou l'extirpation complète par le bistouri, ou la section de la partie saillante par un fil élastique avec scarifications du pédicule restant.

M. Vidal a obtenu de très beaux succès avec les scarifications, mais il est de notre devoir de ne pas insister davantage ; dans quelques jours, en effet, une communication importante doit être faite à la Société de chirurgie sur ce nouveau mode de traitement.

CONCLUSIONS.

1° La chéloïde est une dermatose essentiellement bénigne, n'ayant aucun retentissement sur l'état général. Elle ne paraît pas liée à l'une des grandes diathèses et en particulier à la scrofule.

2° Malgré la crainte des récidives, l'extirpation pourra être conseillée lorsque, par son siège ou son volume, elle sera devenue gênante ou douloureuse.

3° L'opération sera contre-indiquée par la présence de chéloïdes multiples.

4° On devra essayer la réunion par première intention et on retirera de bons effets de la compression pendant la cicatrisation.

5° L'emploi des scarifications paraît devoir donner les meilleurs résultats.

BIBLIOGRAPHIE.

RETZ. — Traité des maladies de la peau et de celles de l'esprit.

ALIBERT. — Précis théorique et pratique des maladies de la peau, 1810. — Monographie des dermatoses, 1832.

RAYER. — Traité des maladies de la peau, 1835.

LETELLIER DE SAINT-LEU TAVERNY. — Bull. de l'Acad. de méd., 1843.

GIMELLE. — Bull. de l'Acad. de méd., 1843, t. VIII.

MACPHERSON. — London med. Gaz., 1844.

VELPEAU. — Gaz. des hôpit., 1845.

MICHON. — Du cancer cutané. Thèse de concours, 1848.

WARREN. — Surgical obs. on tumours. Boston, 1848.

FIRMIN. — Thèse de Paris, 1856.

FOLLIN. — Végétations des cicatrices, Gaz. des hôpit., 1849.

LHONNEUR. — Thèse de Paris, 1856.

BAZIN. — Revue méd., 1857, t. I. — Dict. encycl., t. XV.

LEGOUEST. — Gaz. des hôpitaux, 1858.

VERNEUIL. — Gaz. des hôpit., 1858.

GINTRAC. — Clin. pathol., t. V.

HARDY. — Maladies de la peau, 1860. — Nouv. Dict. de méd. et de chir. prat.

TRÉLAT. — Leçons de clin. chir., 1875.

DAVE. — Soc. anat., 1877.

ORY. — Soc. anat., 1875.

LIRON. — Chéloïde inguinale, 1877.

HÉBRA. — Maladies de la peau, traduction Doyon.

VIDAL. — Gaz. hebd. de méd. et de chir., 1881, 4 février.

Paris. — Typ A. PARENT, DAVY, successeur, rue M.-le-Prince, 31.

www.ingramcontent.com/pod-product-compliance
Ingram Content Group UK Ltd.
Pitfield, Milton Keynes, MK11 3LW, UK
UKHW021130140726
13695UKWH00004B/1809